MÉMOIRES

DÉPOSÉS ET LUS A L'INSTITUT (SECTION DE L'ACADÉMIE DES SCIENCES)
ET A L'ACADÉMIE IMPÉRIALE DE MÉDECINE

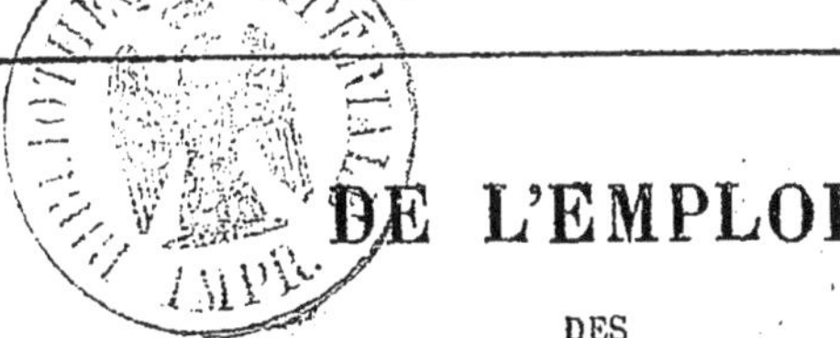

DE L'EMPLOI DES DRAGÉES ANTISYPHILITIQUES A L'HYDRARGYRE ET AU FER RÉDUIT

POUR

GUÉRIR LA SYPHILIS & PRÉVENIR LES ACCIDENTS MERCURIELS

PAR

LE DOCTEUR ANDRÉ LEBEL

Bachelier ès Lettres et ès Sciences, Docteur en Médecine de la Faculté de Paris,
Pharmacien de 1re classe de la même Faculté
Ex-Médecin sanitaire attaché aux Stations du Levant et de l'Afrique.

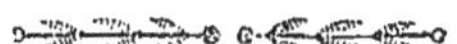

PARIS

CHEZ L'AUTEUR, 14, RUE DE L'ÉCHIQUIER

1862

PARIS. — TYP. MORRIS ET COMPAGNIE

64, rue Amelot.

DE L'EMPLOI

DES

DRAGÉES ANTISYPHILITIQUES

A L'HYDRARGYRE ET AU FER RÉDUIT

POUR GUÉRIR LA SYPHILIS

ET PRÉVENIR

LES ACCIDENTS MERCURIELS

J'ai eu l'honneur de présenter à l'Académie de médecine un mémoire sur les avantages des dragées hydrargyro-ferrées, comme moyen curatif de la syphilis primitive et secondaire et comme moyen préventif des accidents mercuriels, dragées que j'ai composées il y a dix ans, et que depuis cette époque j'ai continué à prescrire dans ma pratique personnelle. En venant aujourd'hui constater par de nombreux résultats les avantages que j'ai tirés de cette nouvelle médication, je n'ai qu'un but, qu'un désir : c'est de voir se propager un remède précieux, et d'apporter, avec le concours de mes nombreux confrères, un immense soulagement aux victimes d'un mal que nous sommes trop souvent appelés à combattre.

C'est un fait acquis à la science, que non-seulement le mercure est le meilleur remède à employer contre les accidents primitifs et secondaires de la syphilis, mais encore que les autres médicaments antisyphilitiques, tels que les préparations auriques et iodées, ne peuvent entrer en comparaison avec lui. Toutefois, s'il est vrai que le mercure soit le spécifique par excellence, il faut reconnaître aussi que ce médicament offre quelques dangers et qu'il donne naissance à des accidents graves qui se répètent trop fréquemment. — Ces accidents sont connus du vulgaire, et cela à tel point que dans la pratique un médecin a besoin de recourir à la ruse pour administrer le mercure, et que, lorsque, sous l'influence de cet agent, des accidents se déclarent, il se voit souvent exposé aux reproches de ses clients ; il est accusé d'avoir trompé leur confiance et de les avoir exposés à un traitement auquel ils n'eussent sciemment jamais consenti. — Cette répulsion n'est pas, du reste, sans fondement. Il suffit d'avoir traité pendant un certain temps les maladies syphilitiques pour reconnaître les terribles effets du mercure : dissolution du sang, hémorrhagies, inflammation des gencives, de la langue et de la membrane muqueuse buccale, entérite, salivation, eczéma, cachexie et paralysie, telles sont les suites affreuses et presque inévitables qu'entraîne avec lui le traitement mercuriel. En effet, une affection primitive demande les soins du médecin pendant plusieurs mois ; une affection constitutionnelle pendant une ou deux années, et il est bien rare que pendant ce long traitement les malades n'éprouvent pas un ou plusieurs des accidents mentionnés plus haut.

Ces accidents se développent quelquefois au commencement du traitement, mais généralement vers la fin du deuxième septénaire. On est alors obligé de suspendre l'emploi du mercure pendant un temps limité; et qu'arrive-t-il? Quand le mercure ne peut être donné pendant un temps assez long pour guérir une affection syphilitique constitutionnelle, le malade ne guérit jamais et reste constamment sous l'influence, soit d'ulcérations secondaires à la gorge, soit de végétations à l'anus ou au pénis, soit enfin d'une syphilide, etc. Pour un tel malade, il n'y a plus de santé, plus d'union de famille ; qui oserait, dans cet affreux état, donner le jour à des enfants dont l'existence, empoisonnée à sa source, serait pour un père une cause incessante de remords ? D'un autre côté, les accidents mercuriels peuvent être confondus avec les accidents syphilitiques. Combien de fois n'a-t-on pas vu des malades ayant des ulcères mercuriels dans la bouche être traités pour des ulcères syphilitiques ? Pour détruire ces prétendus accidents syphilitiques, on prescrivait de nouvelles doses de mercure, et les malades étaient jetés dans un état cachectique des plus alarmants.

J'ai cherché à pallier ces accidents mercuriels, et j'ai composé à cet effet des dragées dont l'emploi a dépassé de beaucoup mes espérances.

J'avais remarqué que les individus atteints de cachexie mercurielle étaient rapidement guéris par les préparations martiales. Dans une soupe grasse, je leur faisais prendre, matin et soir, 30 centigrammes de limaille de fer porphyrisée, et j'augmentais successivement la dose jusqu'à la quantité de deux grammes par jour. Le résultat ne se faisait point attendre ; les malades, dont précédemment le teint était jaune, ictérique, dont la constitution épuisée se manifestait par l'amaigrissement et l'anémie, reprenaient de l'embonpoint et bientôt après recouvraient la santé. — Un malade était-il atteint de gengivite et de salivation mercurielles, je faisais frictionner les gencives avec de l'alun ou un pinceau trempé dans de l'acide chlorhydrique et je faisais prendre à l'intérieur la limaille de fer. Cette médication m'a toujours réussi. Je ferai remarquer cependant que dans le cas d'entérite, je me gardais bien d'employer le fer ; j'avais alors recours aux cataplasmes, à la diète, aux tisanes gommées, et, maître de l'inflammation, je relevais les forces du malade par une préparation martiale.

Mis ainsi sur la trace de l'influence toute-puissante du fer sur les accidents mercuriels, j'ai imaginé de l'associer au mercure sous la forme de dragées, persuadé que s'il guérit les accidents mercuriels, associé au mercure, il pourrait peut-être les prévenir. Ayant également remarqué que les affections syphilitiques et secondaires ne s'amélioraient pas sous l'influence de la cachexie mercurielle, j'ai donc pensé que le mercure ne guérissait peut-être pas par ses propriétés altérantes, mais en vertu d'une action spécifique : j'ai donc été encouragé à associer le fer et le mercure, espérant trouver à ce nouveau médicament une action thérapeutique nouvelle. — L'expérience est venue confirmer mes prévisions, et c'est avec confiance que je soumets aujourd'hui mon remède à l'approbation des hommes compétents.

Quoique très-simple en apparence, l'association du mercure et du fer présente dans le *modus faciendi* de grandes difficultés d'exécution trop importantes au point de vue de l'efficacité pour que je les passe sous silence.

1° L'extinction du mercure doit être parfaite : elle se fait en triturant le métal avec le miel, dans un mortier de fer ; en ayant soin de rabattre plusieurs fois et exactement la masse qui s'attache autour du pilon et s'élève contre le bord du mortier, afin qu'aucune partie du mercure n'échappe à l'extinction. La division du mercure doit être telle qu'en frottant légèrement une partie du mélange mercuriel entre deux papiers gris non collés qui absorbent le miel, le mercure ne reparaisse pas sous la forme de globules, même à l'œil armé d'une loupe. Lorsque ce point est obtenu, on ajoute la limaille de fer pur porphyrisée et la gomme et on opère le mélange exact. La division de la masse doit être faite avec une grande régularité.

J'attache une très-grande importance à conserver les deux métaux à l'état de pureté et exempts de toute combinaison chimique ; aussi, dans ma pratique, ai-je toujours exigé que la masse pilulaire une fois divisée fût recouverte d'une enveloppe de sucre à la manière des dragées. Cette enveloppe a l'avantage de protéger les deux métaux contre l'oxydation de l'air, et de présenter au malade un médicament actif sous la forme d'un bonbon. Pour n'avoir pas eu cette précaution, j'ai vu des pilules faites, disait-on, d'après ma formule, ne jouissant d'aucune efficacité. Cela tenait évidemment à ce que l'action de l'air s'exerçant sur des métaux aussi sensibles et dans un état extrême de division, les avait fortement oxydés, et à ce que la couche altérée avait acquis un tel état de dureté que ces pilules traversaient le tube digestif sans avoir été attaquées. Telle était la raison des insuccès qui m'ont été signalés par ceux de mes confrères qui faisaient usage de ma formule, sans indication des conditions que je regarde comme indispensables à l'efficacité de la médication que je propose.

La composition de ces dragées est conforme aux règles de l'art pharmaceutique; les substances qu'elles contiennent ne sont point incompatibles, car le mercure cru se mêle parfaitement avec la limaille de fer.— Ces dragées se conservent indéfiniment; elles ne reçoivent aucune modification par l'action atmosphérique! Quand on brise une dragée faite depuis plusieurs mois, elle est d'un gris ardoisé à l'intérieur, et il est facile de reconnaître, à première vue, que la limaille de fer n'a subi aucune altération.

MANIÈRE D'EMPLOYER LES DRAGÉES

Une dragée le matin pendant les deux premiers jours; le troisième jour une dragée soir et matin; le sixième, deux dragées le matin et une le soir; à partir du sixième jour, deux dragées le matin et soir, en continuant à cette dernière dose jusqu'à guérison. Si l'estomac du malade ne tolère pas les pilules, on les donnera après le déjeuner et le dîner.

L'essence de salsepareille rouge de la Jamaïque, aux vins d'Espagne additionnée ou non d'iodure de potassium, selon le cas, complète le traitement. Les pilules seront prises le matin à jeun et le soir au moment du coucher; elles seront suivies d'une ou de deux cuillerées d'essence. Dans les premiers jours, il peut arriver qu'elles causent la diarrhée; on les prend alors après le repas. Dans les cas graves les malades prendront six pilules dans la journée, deux le matin, deux à midi et deux le soir.

Après avoir étudié pendant près de dix années, dans ma clientèle, les effets physiologiques de deux médicaments aussi opposés dans leurs effets que le mercure et la limaille de fer porphyrisée, voici les conclusions auxquelles j'ai été conduit et que je résume dans les quatre propositions suivantes :

1° Les dragées hydrargyroferrées guérissent la syphilis;

2° Les dragées hydrargyroferrées préviennent les accidents mercuriels;

3° Le fer associé au mercure en détruit l'action altérante sur notre économie sans lui enlever sa vertu spécifique;

4° Le mercure ne paralyse pas l'action analeptique du fer.

Entrons dans quelques détails. Les dragées hydrargyroferrées guérissent-elles la syphilis? Depuis neuf années, plus de six cents malades ont été traités par moi à l'aide de ces dragées. J'ai presque toujours eu à constater les plus heureux résultats. Les affections syphilitiques les plus invétérées ont toujours cédé devant l'association du mercure et du fer, et les personnes qui ont eu à suivre un traitement de longue durée n'en ont été nullement incommodées. Les syphilides, les chancres indurés avec leur hideux cortége ont disparu après un long traitement ; et cependant tous les praticiens qui ont eu à traiter la syphilis savent quelle est la ténacité de cette affection lorsqu'elle est constitutionnelle.

Les dragées hydrargyroferrées préviennent-elles les accidents mercuriels ? Je réponds affirmativement. En associant le mercure et le fer, j'ai associé deux médicaments ayant des propriétés thérapeutiques opposées : le premier est un altérant, le second est un reconstituant ; ils sont insolubles tous les deux et ne sont point incompatibles. Lorsqu'ils sont introduits dans notre économie, l'estomac est forcé d'agir simultanément sur l'un et sur l'autre, ils sont portés ensemble dans le torrent de la circulation, et là, si l'on peut s'exprimer ainsi, le fer accompagne le mercure, et par sa présence en paralyse l'action altérante. Neuf années d'observations assidues et d'expériences, pour ainsi dire journalières, m'ont démontré ce fait jusqu'à l'évidence. Dans le principe et pour mieux m'assurer de l'efficacité de mes dragées, j'ai traité la moitié de mes malades d'après mon système et l'autre moitié en employant les dragées mercurielles de Dupuytren.

D'un côté les accidents mercuriels se manifestaient du premier au troisième septénaire ; de l'autre côté ils n'existaient pas. J'ai procédé de cette manière pendant deux années. Assuré alors de la supériorité de mes pilules, je les ai exclusivement employées, et j'ai eu la satisfaction, quelquefois même pendant une année entière, d'obtenir des guérisons sans un seul accident mercuriel; cependant il n'y a point de règle sans exception, et pas plus en thérapeutique qu'en toute autre chose il n'y a immunité absolue. J'ai donc eu à constater, même avec l'emploi de mes dragées, deux accidents mercuriels sur six cents malades; les deux sujets qui éprouvèrent une légère inflammation des gencives se faisaient remarquer par leur mauvaise constitution; ils étaient lymphatiques et d'une santé délicate. Encore, je le répète, les accidents étaient-ils insignifiants : je n'ai jamais eu à constater ni cachexie, ni eczéma mercuriel, ni salivation. J'ajouterai qu'il faut bien prendre garde à ne pas mettre à la charge du mercure ce qui souvent appartient à la syphilis.

Le fer associé au mercure en détruit-il le principe altérant sans lui enlever sa vertu spécifique? La solution de cette question est du plus haut intérêt. Il me semble que, en me prononçant pour l'affirmative, je n'ai besoin que de laisser parler les faits eux-mêmes, ils montreront assez que mon affirmation ne saurait être accusée de témérité. L'absence des accidents mercuriels par l'union du mercure avec le fer, la guérison des maladies vénériennes, sont deux faits simultanés dont il est impossible de tirer une autre conséquence que celle-ci : c'est que le mercure guérit par une vertu spécifique et que les dragées hydrargyroferrées, sans rien ôter à cette vertu du mercure, ont pour effet de supprimer les accidents qui en accompagnent l'emploi exclusif. Le fer enlève au mercure sa propriété altérante, mais non sa vertu spécifique; il fait disparaître la dissolution du sang, les hémorrhagies, les cachexies, les engorgements des gencives, les eczémas, tristes effets longtemps inévitables de l'action mercurielle; il ne laisse plus à la substance à laquelle je l'ai associé que la puissance de guérir. Le mercure de son côté n'enlève point au fer son action analeptique. J'ai pu constater à plusieurs reprises que des femmes chlorotiques, atteintes d'accidents primitifs ou secondaires, ont été guéries de la syphilis et de la chlorose par mes dragées, et ont recouvré une santé parfaite.

J'ajouterai que, puisque l'action analeptique du fer reste tout entière malgré l'union de cette substance avec le mercure, il devient désormais superflu de soumettre les malades à un régime sévère et débilitant. Un régime tonique et propre à soutenir leurs forces offrira une chance de plus d'accélérer la guérison. Les spiritueux sont expressément défendus.

Je terminerai en posant la question suivante : les dragées hydrargyroferrées peuvent-elles être données pendant la grossesse?

Jusqu'à ce jour, on a considéré le mercure comme un médicament dangereux dans la grossesse; il peut provoquer, dit-on, l'avortement, et, dans l'intérêt de l'enfant, on propose de traiter la mère avec une extrême prudence. Quelques auteurs conseillent même d'attendre l'accouchement pour détruire le mal chez l'un et chez l'autre; et dans le cas où l'intervention d'une nourrice aurait lieu, de faire prendre le mercure à cette dernière. On peut adresser à cette médication un reproche grave : si on ne combat pas la syphilis chez une femme grosse, l'enfant naîtra avec la maladie contractée dans le sein de la mère; car cette affection syphilitique, passée à l'état constitutionnel, est, comme on sait, héréditaire. Or, cet enfant viendra au monde dans les plus affreuses conditions, dévoré par un mal horrible, qui, selon toute probabilité, le conduira au tombeau. Il est en effet bien difficile de détruire chez un être aussi délicat une affection constitutionnelle, même quand il serait nourri par sa mère; et, à plus forte raison, ce résultat deviendra presque impossible si l'enfant est confié aux soins d'une étrangère que le seul mot de mercure frappera de terreur, et que d'ailleurs plus d'un praticien n'osera soumettre aux conséquences désastreuses d'un pareil traitement. — Dans ce cas, l'innocuité des dragées hydrargyroferrées sera d'une précieuse ressource; elles permettront de tromper ces appréhensions, si légitimes jusque-là, en déguisant le mercure sous un nom inconnu du plus grand nombre, et surtout en faisant disparaître ces accidents mercuriels auxquels une nourrice, que l'affection maternelle ne soutenait pas, refusait obstinément de se soumettre. J'ai eu à donner mes soins à onze femmes malades et enceintes; je les ai traitées par mes dragées, et les résultats que j'en ai obtenus me permettent d'en recommander l'emploi dans tous les cas de ce genre. — Toutes ces femmes sont arrivées heureusement au terme de leur grossesse; l'affection syphilitique était guérie, les enfants étaient forts et bien portants. — J'insiste d'autant plus sur ces faits que la syphilis constitutionnelle me paraît très-curable. Si jusqu'à ce jour cette terrible maladie a pu résister à des traitements bien dirigés, c'est que, d'une part, la médication mercurielle a été trop courte, et que, de l'autre, des accidents mercuriels ont interrompu et quelquefois même fait abandonner un traitement, alors que la guérison, loin d'être radicale, était simplement apparente; inconvénients qui ne peuvent plus exister avec les dragées hydrargyroferrées, en raison de leur innocuité.

De tout ce qui précède, je crois donc pouvoir conclure :

1° Que les dragées hydrargyroferrées guérissent la syphilis ;

2° Que ces dragées, par l'association du fer et du mercure, conservent à cette dernière substance la vertu curative qui lui est propre, tout en prévenant les accidents mercuriels ;

3° Qu'elles peuvent être données sans danger d'avortement et pendant la grossesse ;

4° Que le fer associé au mercure en enlève la propriété altérante, sans perdre ses propriétés analeptiques.

Telles sont les observations et les faits sur lesquels je m'appuie pour recommander à mes confrères l'emploi des dragées hydrargyroferrées. J'ose espérer que leurs propres expériences viendront bientôt confirmer les miennes; cependant je n'ignore pas qu'un nouveau traitement ne sera adopté par le corps médical tout entier que si sa supériorité sur les traitements précédemment employés est incontestablement démontrée; aussi ai-je voulu, par la comparaison des anciens traitements mercuriels de la syphilis avec celui que je propose, jeter la plus éclatante lumière sur une question, selon moi, du plus haut intérêt au point de vue de la science et de l'humanité.

MÉTHODE ANCIENNE

1° On croyait autrefois et on croit encore que le mercure guérit par sa propriété altérante, et à cet effet on cherchait à déterminer la salivation ou tout au moins un léger engorgement des gencives, cette condition étant indispensable pour obtenir une guérison radicale.

Lorsque, sous l'influence du mercure, les malades étaient affectés d'un ptyalisme mercuriel, signe fort grave d'une profonde altération du sang, la maladie syphilitique devait disparaître avec rapidité. Cette prétendue guérison était une erreur complète, la syphilis n'était nullement modifiée par la salivation, je dirai même plus, la syphilis, au lieu de diminuer, devenait quelquefois plus grave, et, chose plus cruelle à écrire, les individus ont succombé plutôt par l'intoxication mercurielle que par les accidents primitifs ou secondaires de la vérole.

2° Quel régime prescrivait-on aux malades? On supprimait le vin, on ordonnait du laitage, des œufs, des fruits, des légumes, des viandes blanches; en un mot, une nourriture débilitante qui venait prêter des armes nouvelles au virus syphilitique et en favoriser le développement. Ainsi cette idée mal fondée que le sang devait être altéré pour guérir la syphilis, a donné naissance à des reproches légitimement fondés, et nous ne devons plus nous étonner si des médecins honorables ont pris si souvent la plume pour bannir le mercure de la thérapeutique des maladies syphilitiques, et si aujourd'hui encore ce médicament compte de nombreux adversaires.

C'est pour arriver à une guérison radicale de la syphilis et pour proscrire les traitements mercuriels, que les travaux de Chrestien de Montpellier, de Niel, Gozzi et Legrand ont été publiés. C'est pour atteindre ce but que Wallace, de Dublin, a enrichi la thérapeutique, dans ces derniers temps, de l'iodure de potassium, découverte bien précieuse à mes yeux, et qui surtout, d'après la méthode de M. Ricord, vient prêter un appui si efficace au mercure dans la syphilis secondaire et tertiaire. Mais ni l'or ni l'iodure de potassium ne peuvent remplacer à priori le mercure, qui conserve sa constante supériorité dans les affections syphilitiques primitives et secondaires. — L'or et l'iodure de potassium ne sont que des succédanés du mercure. — Il en est de même pour le sulfate de quinine : ni la salicine, ni l'apiol, ni l'hydroferrocyanate de potasse et d'urée, n'ont pu, malgré les écrits des inventeurs, renverser le sulfate de quinine, qui jusqu'à ce jour reste l'antipériodique par excellence.

Le traitement par les dragées hydrargyroferrées est bien différent : la syphilis guérit par le mercure malgré la présence du fer et les malades n'éprouvent plus d'accidents mercuriels. Six cents malades ont trouvé dans cette médication des guérisons souvent inespérées sans éprouver un seul accident mercuriel. Le fer paralyse évidemment l'action altérante du mercure, qui guérit par une action spécifique.

Le régime que je prescris à mes malades est essentiellement reconstituant : des viandes noires et de bon vin doivent faire la base de l'alimentation. Mes malades ont un bon appétit, un teint coloré ; ils sont gais, et oublient par leur bonne santé la cruelle maladie dont ils sont affligés.

Quelle différence, au contraire, dans les mœurs des individus atteints de syphilis et en proie au ptyalisme mercuriel ! la tristesse, l'abattement, le désespoir même, tel est l'état de ces malheureux !

Depuis le jour où j'eus l'heureuse idée d'associer le fer au mercure, je vis disparaître successivement chez mes malades le triste cortége qu'amenait fatalement l'altération du sang par le mercure, et je me suis souvent applaudi d'avoir introduit cette heureuse modification dans le traitement de la syphilis.

Jusqu'à ce jour, en effet, les médecins, conduits fatalement par l'action physiologique du mercure dans les syphilis, débilitaient les malades et favorisaient sans le savoir les progrès de la maladie. La cachexie mercurielle et le ptyalisme déterminaient des désordres moraux qui contribuaient puissamment à retarder la guérison.

La syphilis traitée, au contraire, par les dragées hydrargyroferrées devient une maladie facile à guérir.

Cette médication peut être qualifiée : traitement rationnel de la syphilis. Nous n'imposons pas aux malades des privations trop rigoureuses ; nous détruisons la maladie par le mercure, le spécifique par excellence ; puis, par une nourriture essentiellement analeptique et surtout par le fer, nous soutenons et nous augmentons les forces de nos malades; le sang est plus riche; l'économie dans de pareilles conditions lutte avec avantage contre le virus syphilitique, borne la maladie à l'ulcère syphilitique ou à l'affection locale, et s'oppose, par de constants efforts, au développement de la syphilis constitutionnelle (maladie affreuse), et dont l'épithète indique suffisamment la longueur et la gravité.

La découverte de la guérison de la syphilis par une action spécifique du mercure est maintenant un fait incontestable; j'ai tout lieu d'espérer que dans l'avenir cette nouvelle propriété du mercure sera consignée dans les traités spéciaux de thérapeutique et de matière médicale, surtout lorsque cette propriété aura été reconnue et sanctionnée par l'approbation de mes honorables confrères.

RÉFLEXIONS

Les dragées dépuratives hydrargyroferrées doivent apporter une véritable révolution dans le traitement de la syphilis; elles doivent rallier tous les syphiliographes; elles doivent mettre un terme à ces diatribes si préjudiciables aux intérêts de l'humanité, diatribes qui depuis la découverte de Widemann, en 1497, n'ont jamais cessé d'exister.

Ceux, en effet, qui considéraient le mercure comme le remède par excellence dans la syphilis, avaient raison; ceux qui signalaient les funestes accidents du mercure par l'altération qu'il déterminait dans l'économie, récriminaient justement; cette dissidence s'explique aujourd'hui par l'ignorance de la spécificité du mercure pour détruire le virus syphilitique, indépendante de son action altérante. La lutte soulevée entre les syphiliographes depuis quatre siècles tombe d'elle-même. Plus de division : le mercure conserve toute sa suprématie dans le traitement des maladies syphilitiques, à la condition de lui enlever par le fer ses propriétés altérantes.

Cette vérité, je l'espère, ne sera pas perdue, et tous les praticiens se rangeront sous la bannière du progrès; chacun voudra apporter sa pierre à l'édifice, et consolider par un loyal appui l'avenir de cette nouvelle médication.

Une autre question, dont la solution est encore incertaine, doit être traitée ici.

La syphilis est-elle une maladie vraiment curable?

Il y a dans le monde médical bien des sceptiques, et un plus grand nombre peut-être de stoïciens, sur la curabilité de la syphilis; il faudra bien du temps pour convaincre les incrédules, et cependant pour nous, il n'y a pas une maladie plus curable que la syphilis. Qu'un chancre soit induré, qu'il prenne le type phagédénique, que l'affection soit constitutionnelle ou tertiaire, je puis assurer que ces différentes formes de la maladie ne résisteront pas à la double action des dragées hydrargyroferrées et de l'iodure de potassium; seulement n'oublions jamais que la longueur du traitement doit être en rapport avec la gravité de la maladie.

Autrefois les accidents mercuriels qui survenaient

pendant le traitement de la syphilis étaient un obstacle sérieux à sa guérison; aujourd'hui plus d'interruption dans le traitement, le mercure peut être donné avec immunité, et il suffira de faire suivre aux malades un traitement assez long pour obtenir une guérison radicale; les affections constitutionnelles traitées pendant une ou deux années disparaissent comme les chancres les plus simples, et les individus qui en ont été atteints recouvrent non-seulement la santé, mais peuvent encore se marier et donner naissance à des enfants bien portants.

Depuis dix ans j'ai traité plusieurs hommes qui avaient éprouvé les accidents syphilitiques les plus graves, et qui après un traitement d'une année au moins ont parfaitement guéri; aujourd'hui ils sont mariés et ont des enfants bien portants, ils n'ont jamais vu reparaître un accident secondaire ou tertiaire, ils ne conservent que le souvenir de leur cruelle maladie; et sans l'efficacité de la médication, ils auraient peut-être été privés des doux liens de la famille. Nous espérons enfin que nos confrères, confiants en nos écrits et en notre probité, voudront faire usage de notre remède antisyphilitique et que leurs succès, qui ne se feront point attendre, entraîneront aussi ceux que le doute pourrait encore retenir (1).

(1) Extrait du *Traité pratique des Maladies vénériennes*, du docteur André Lebel. Cet ouvrage sera publié par livraisons qui paraîtront régulièrement le 1er de chaque mois, à partir du mois de janvier prochain; en attendant, on enverra gratis le spécimen de l'ouvrage aux personnes qui en feront la demande.

Paris. — Typographie Morris et Cie, 64, rue Amelot.

www.ingramcontent.com/pod-product-compliance
Ingram Content Group UK Ltd.
Pitfield, Milton Keynes, MK11 3LW, UK
UKHW020455220726
13923UKWH00006B/2554